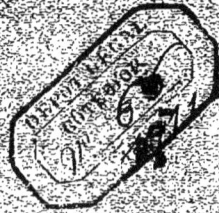

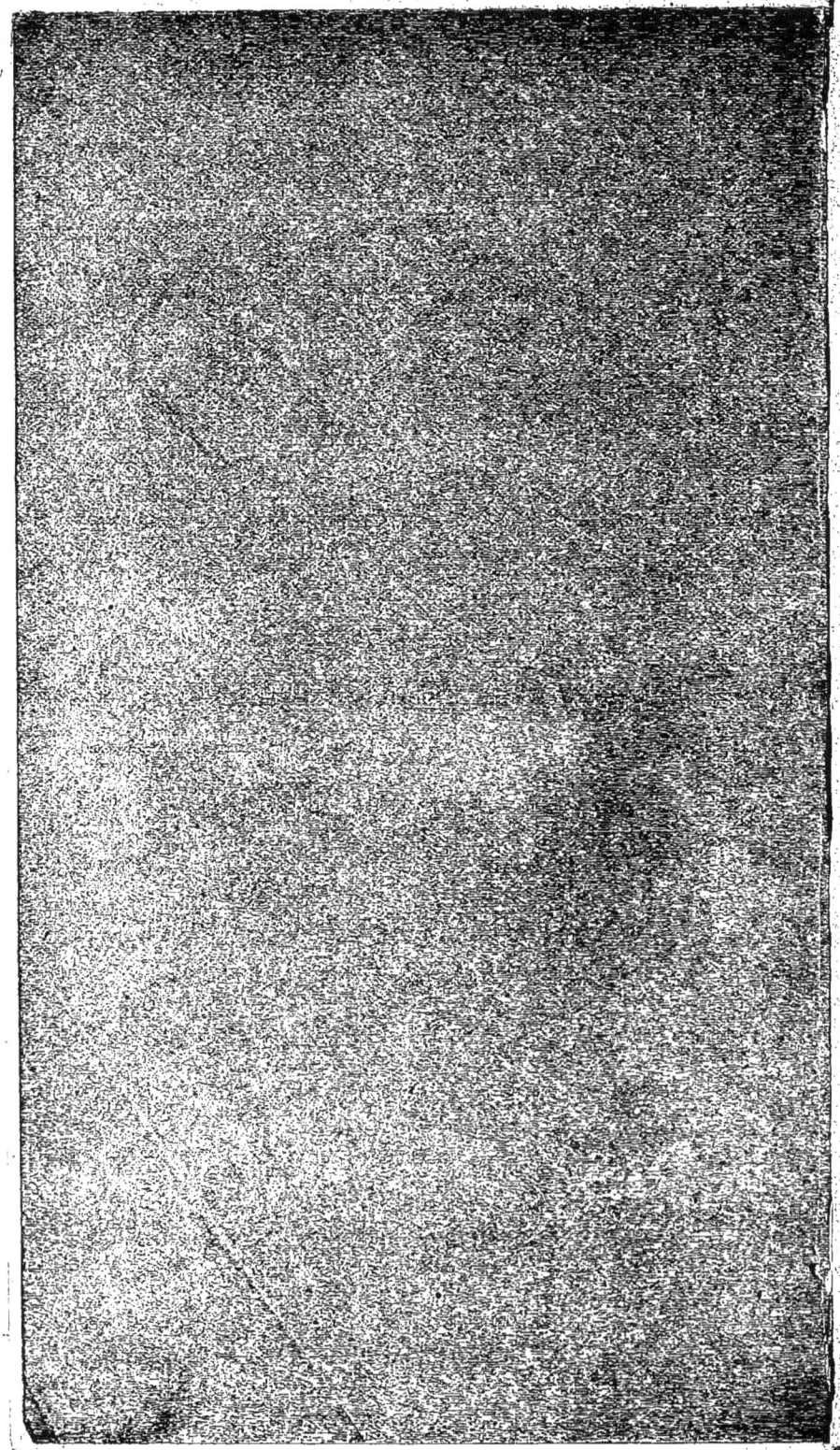

LA
CHIRURGIE ET LA MÉDECINE
A TALMAY

DU XVᴱ AU XXᴱ SIÈCLE

(1404-1910)

par

Gabriel DUMAY

Maire de Talmay

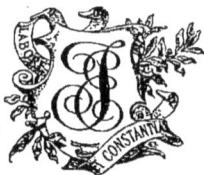

A DIJON
CHEZ EUGÈNE JACQUOT, IMPRIMEUR
12, rue Berbisey, 12
—
MD.CCCCX

LA

CHIRURGIE ET LA MÉDECINE

A TALMAY

DU XVᵉ AU XXᵉ SIÈCLE

(1404-1910)

AVANT-PROPOS

L'origine de la chirurgie, comme celle de la médecine, remonte aux temps préhistoriques. On trouve sur certains crânes de ces époques reculées des traces de trépanation faites sur le vivant (1).

Des bas-reliefs de Thèbes et de Louqsor représentent des membres coupés, avec des instruments analogues à ceux dont nos praticiens font encore usage aujourd'hui.

Au moyen âge, dans les pays chrétiens, la science de la chirurgie fut gardée surtout par le clergé, comme un dépôt sacré. Mais, en vertu de l'adage que l'Eglise a horreur du sang, la pratique fut laissée à des subalternes. Elle échut surtout aux barbiers qui, dans les paroisses rurales, se livraient à toutes les opérations. Par une ordonnance royale de 1372, ils obtinrent le droit de fournir à leurs clients des emplâtres et médicaments pour guérir plaies, bosses, apostumes, clous, tumeurs et de panser et curer toutes les blessures non mortelles (2).

Vers la fin du XVIᵉ siècle, la corporation des chirurgiens eut

(1) Voir la *Note sur trois crânes préhistoriques, dont un trépané pendant la vie,* publiée par le Dᵗ JOURDIN, dans la *Bourgogne médicale* du 15 août 1907, n° 8, p. 170, et dans la *Revue préhistorique illustrée de l'Est de la France,* janvier et février 1908, 3ᵉ année, n° 1, p. 2.

(2) A Dijon, les premiers statuts de la Corporation des Chirurgiens-Barbiers datent de 1426. Ils étaient gens de métier et tenaient boutique. Voir V. CHAPUIS, *Les Anciennes Corporations dijonnaises,* ap. *Mém. de la Société bourguignonne de Géographie et d'Histoire,* année 1900, t. XXII, p. 415.

un instant d'éclat; mais, rejetée par l'Université, qui enseignait seulement la médecine, elle se réunit de nouveau à celle des barbiers et continua à opérer, à côté des médecins, sans préparation et sans contrôle, jusqu'en 1671, époque de la création de l'École royale de Chirurgie.

Jusqu'à la fin du XVIIIᵉ siècle, des difficultés sans nombre s'élevèrent entre apothicaires, chirurgiens et médecins. L'origine de ces discussions avait surtout pour base la prétention des apothicaires au monopole de la vente des remèdes pour l'usage des maladies internes.

Les chirurgiens, au contraire, prétendaient que, bien qu'appelés à soigner seulement les maladies externes, ils avaient le droit de débiter des remèdes internes quand les malades qu'ils traitaient en avaient besoin.

Un arrêt rendu le 3 février 1662, par le Parlement de Dijon, donna raison aux chirurgiens et cette jurisprudence fut appliquée pendant de longues années en Bourgogne (1), du moins dans les principaux centres; car, dans les petites villes et les campagnes, étant les seuls représentants de l'art de guérir, les chirurgiens cumulaient les trois parties : la médecine interne, la médecine externe et la pharmacie.

Administrativement, ils étaient sous l'autorité du premier chirurgien du roi et de ses lieutenants locaux (2).

Cependant, au moment de la Révolution, la séparation entre les chirurgiens et les apothicaires était tranchée, et la vente des remèdes exclusivement réservée à ces derniers, tandis que, entre médecins et chirurgiens, la fusion en un seul corps médical était complète.

Aussi, fut-ce avec grande raison que, à la création de l'Université, les réorganisateurs de l'enseignement de l'art de guérir ont réuni, en une même faculté, chirurgiens et médecins, longtemps séparés en deux corporations, toujours rivales, souvent ennemies.

La paroisse de Talmay, enclave en Bourgogne de la province de Champagne dont elle dépendait pour la plus grande partie, et voisine de la Franche-Comté, était accablée, par sa situation géographique, sous le poids des charges et des dommages de toute espèce. Néanmoins, ses habitants restèrent toujours fidèles au roi de France qui, « pour les détourner d'abandonner pays, maisons et ménages », leur accorda, dès le XVᵉ siècle, de

(1) Bibl. municip. de Dijon, fonds Baudot, mss. n° 156, t. II, foi. 256.
(2) A. BAUDOT, Études historiques sur la pharmacie en Bourgogne, Paris, Maloine, 1905, in-8°, p. 303, note 1.

nombreux privilèges, notamment l'exemption des droits d'aide et de gabelle.

De leur côté, les puissants seigneurs de la maison de Pontail-ler, qui possédèrent la terre de Talmay du xiii° au xvii° siècle, usèrent, en faveur de leurs vassaux, de l'influence considérable qu'ils possédaient à la cour des ducs de Bourgogne.

C'est ainsi que, dès l'année 1428, Guy de Pontailler obtenait, du roi de France et de Philippe le Bon des lettres patentes auto-risant la création de foires et de marchés (1) et que son fils Guillaume, par une charte du 18 février 1458 (n. st.), affranchis-sait les mainmortables de la taille à volonté et les plaçait dans les mêmes conditions que les hommes libres d'origine.

Grâce à cette situation privilégiée, le village prospéra. Aussi, voyons-nous de très bonne heure la paroisse pourvue de chi-rurgiens (1404), de notaires (1406), de recteurs d'école (1540), et d'une quantité d'artisans de tous métiers.

De 1404, date de la première apparition d'un chirurgien à Talmay, il faut franchir plus d'un siècle pour en trouver un second. Ce n'est pas à dire pour cela que, pendant cette pé-riode, la paroisse ait été dépourvue de secours médicaux. On doit en conclure seulement que les noms des praticiens de cette époque ne sont pas arrivés jusqu'à nous.

A partir de 1521 jusqu'à nos jours, la série des barbiers, chi-rurgiens, officiers de santé et docteurs en médecine est com-plète. On trouve même parfois deux praticiens exerçant en même temps. Pendant le xvii° et au commencement du xviii° siècle, les chirurgiens étaient sédentaires, modestes, sans ambition et désireux seulement de succéder à leurs pères : c'est ainsi que l'on trouve une famille Crestienot dont les membres exercèrent sans interruption la chirurgie dans la paroisse, de 1607 à 1741. Deux praticiens de ce nom, le père et le fils, tous deux portant le prénom de Denis, exercèrent pendant un laps de soixante-seize ans.

A la fin du xviii° siècle, et pendant le xix°, au contraire, les chirurgiens devinrent nomades. Ceux qui exercèrent à Talmay étaient, pour la plupart, étrangers au pays et, sauf quelques exceptions, n'y firent pas de longs séjours.

La mémoire de deux d'entre eux, cependant, doit être parti-culièrement conservée, et leur conduite donnée comme exemple à leurs successeurs. Pierre Leclerc et Pierre Joliot, qui, à un siècle de distance, se dévouèrent à leurs concitoyens pendant les épidémies de pleurésie et de choléra qui décimèrent la com-mune, la première en 1758, la seconde en 1854.

Il n'est pas sans intérêt de remarquer qu'au xviii° siècle, les

(1) Arch. de la Côte-d'Or, B, 258 et B, 11.174.

— 6 —

chirurgiens avaient tous une très nombreuse famille. De 1655 à
1720, c'est-à-dire pendant un espace de soixante-cinq ans, il leur
naquit cinquante et un enfants (1), tandis qu'au XVIIIe et au
XIXe siècle, plusieurs de leurs successeurs moururent sans postérité. Cependant, l'un d'eux, par exception à cette règle, eut
sept enfants; un autre, qui n'exerça que pendant un an à Talmay, était entouré de deux fils et de trois filles, lorsqu'il vint se
fixer dans cette commune.

Chirurgiens et Médecins

I. Jean Barbier (1404). — Le premier chirurgien connu se
nomme Jean Barbier. Il exerçait dans les premières années du
XVe siècle. Sa présence est révélée par les minutes des grands
jours de la châtellenie de Pontailler, voici à quelle occasion :
Le 22 juillet 1404, Pierre Collin et Besançon Brenier « de Pregny-
sur-le-Ognon » (2) comparaissaient devant Guyot d'Ancise, et
lieutenant du châtelain de Pontailler, sous l'inculpation de coups
et blessures. Leur victime, Pernot Savry, dit Testard, fut soignée
par Jean et Pierre Hugon, barbiers-chirurgiens à Pontailler, les-
quels avaient entrepris « avec Jehan Barbier, cirurgien de
Tallemet, la sàne et guérison dudit Testard; et ont dit et rap-
porté que, ou corps dudit Testard, pour le fait de ladite battue,
n'a aucun péril de mort, se aucun accident ne survient en sa
personne (3). »
Dès cette époque, les médecins légistes se gardaient bien de
rien affirmer d'absolu et savaient, comme aujourd'hui, réserver
les cas imprévus.

II. Guillaume Thielley (1521). — Un siècle plus tard, le
17 janvier 1521, Guillaume Thielley, chirurgien, demeurant à
Talmay, est témoin du testament de Jean Billy, fils de Claude,
contenant donation, en faveur de la fabrique de Talmay, d'un
boisseau de terre sis au climat de la Goutte, à la charge d'une
messe basse annuelle, à la dévotion du donateur (4).

III. En 1581 et 1582, Guillaume d'Hallevin était « sirurgien à
Thallemey ».

IV. En 1603, on trouve un chirurgien du nom de Denis Bouchier. En 1610, il habite, dans la rue Saint-Vallier, une maison

(1) Il ne faut pas oublier, comme nous l'avons déjà dit, que souvent deux chirurgiens exerçaient en même temps dans la paroisse.
(2) Perrigny, canton de Pontailler, arrondissement de Dijon (Côte-d'Or).
(3) Arch. de la Côte-d'Or, B², 318, n° 1.
(4) Terrier de la fabrique de Talmay (Arch. de la Côte-d'Or, E, 3284).

où il réside avec Edme Turlot, tailleur d'habits et François Lame, garde du bétail (1). Ce qui prouve sa situation modeste.

V. Edme Crestienot, chirurgien, dont nous trouvons la trace à plusieurs reprises, de 1607 à 1626, habitait, dans la rue Saint-Laurent, une maison où résidait également un tixier nommé Jean Ménétrier-Minguet (2). Le 20 janvier 1609, il cédait à la communauté « les deux tiers du cloux appelé vulgairement le cloux des Guye, à prendre du côté de la rivière de Vigenne, moyennant 78 livres 15 sols tournois » (3).

Le 4 novembre de la même année, il lui naissait une fille, qui reçut le prénom de Jeanne.

Edme Crestienot fut le premier de la dynastie des praticiens de ce nom.

En effet, deux Denis Crestienot lui succèdent (4) :

VI. Denis Crestienot l'ancien (1642-1672), était fils d'Edme, ainsi que le prouve un acte de baptême du 6 décembre 1645, où il comparaît comme parrain.

Plus favorisé que ses prédécesseurs, et même que son père, Denis Crestienot semble avoir occupé à Talmay une certaine situation. Ainsi nous le voyons être parrain, le 3 juillet 1642, d'une fille d'Antoine Ménétrier, procureur fiscal, avec Jeanne-Alexandrine de Marmier, fille du seigneur du lieu. Il est encore parrain en 1645, en 1653 et sa femme en 1654 (5).

Il avait épousé Geneviève Quirot, de Marseille, qui lui donna de nombreux enfants : Denis, baptisé le 9 juin 1655; Jean-François, le 4 mars 1658; Hugues, le 9 novembre 1660; Joseph, le 18 juin 1663; Thomas, le 14 avril 1666; Jean, le 31 mars 1668 et Alexandre (6).

Denis Crestienot mourut le 19 mars 1672; sa veuve, qui lui survécut vingt-neuf ans, s'éteignit le 14 décembre 1701, à l'âge de soixante-seize ans. Ses fils, Denis, Alexandre et Joseph assistaient à ses funérailles.

VII. Denis Crestienot le jeune, fils aîné du précédent, épousa, le 21 juin 1678, à l'âge de vingt-trois ans, Élisabeth Cordier.

De ce mariage sont nés successivement : Claude, baptisé le

(1) Rôle des feux du bailliage de Dijon, dressé en 1610 (Arch. de la Côte-d'Or, C, 4733).
(2) Rôle des feux du bailliage de Dijon, dressé en 1610 (Arch. de la Côte-d'Or, C, 4733).
(3) Arch. de la Côte-d'Or, E, 3284.
(4) Il est à remarquer qu'on ne trouve aucune trace de chirurgien de 1626 à 1642, période néfaste pour la Bourgogne, pendant laquelle eut lieu, en 1636, l'invasion des Impériaux, sous la conduite du général Gallas.
(5) Arch. municip., Talmay, État civil.
(6) Id., ibid.

21 septembre 1679; Thomas, le 19 décembre 1686 et Denis, le 13 septembre 1688.

Élisabeth Cordier mourut le 17 février 1689 et fut bientôt remplacée par Jeanne Boniard, qui donna sept autres enfants à Denis Crestienot : Jean, né le 4 avril 1696 ; Jeanne-Marie, le 27 janvier 1698; Marc-Antoine, le 2 mars 1699; Denis, le 2 octobre 1700, mort le 6 février 1710, à l'âge de onze ans; Prudent, le 15 février 1702 et enfin Henri, né le 28 décembre 1705.

Comme son père, Denis Crestienot tenait un bon rang dans la paroisse : en 1689, il payait 20 sols pour faire enterrer sa femme à l'église (1).

La communauté lui devait, à la même époque, une somme de 2.159 livres 4 deniers (2).

Son nom ne disparaît des rôles qu'en 1718.

Le père et le fils pratiquèrent ainsi, à eux deux, la chirurgie à Talmay pendant soixante-seize ans.

En même temps qu'eux exercèrent successivement la chirurgie, dans la même paroisse, Henry Le Jeune, Charles Christin, Jacques Thibault et Augustin Girard.

VIII. On trouve le nom d'HENRY LE JEUNE, de 1656 à 1680, comme maître chirurgien à Talmay. Nommé échevin, par le seigneur en 1658, il fut élu fabricien la même année. Nous ne savons rien de son talent professionnel ; mais il avait certainement un caractère très processif. En 1656, il plaidait contre Benoit Rebourjon, manouvrier à Talmay. En 1664, il assignait la communauté en débornement. Deux ans plus tard, le 1er septembre 1666, son adversaire d'alors ne craignait pas de dire ouvertement, dans ses conclusions, qu'il était de mauvaise foi et n'avait obtenu gain de cause au bailliage de Langres, « que par pure opignatreté et impertinence » (3). Plus tard, il revendique en justice le paiement de médicaments fournis et de soins donnés par lui. Ainsi, en 1674, il réclamait trente livres « pour avoir traicté et médicamenté Marc Michel, de deux coups de poignard, pendant dix-sept jours ».

Henry Le Jeune avait épousé Françoise Argenton, qui lui donna une nombreuse famille. Le 26 janvier 1656, il lui naissait une fille, Claudine ; le 17 septembre 1658, un fils, Jean-Christophe, qui eut pour parrain Louis de Beaufort, au nom de Jean-Baptiste, fils de messire Charles-Christophe de Mazoncourt, vicomte de Corval, et pour marraine Humberte, fille de Me Claude Borthon, procureur au bailliage d'Auxonne; le

(1) Arch. de la Côte-d'Or, comptes de la fabrique de Talmay, G, 40, n° 638.
(2) Id., comptes de la communauté de Talmay, C, 2846.
(3) Conclusions du 1er septembre 1666.

5 avril 1662, il avait une seconde fille, Denise, qui eut pour
parrain Claude de La Ramisse, fils de Jacques, lieutenant
criminel à Auxonne, et pour marraine, Denise de Gigoulet,
veuve de Jacques de Fontenet, seigneur de la Motte-les-Talmay.

Trois ans plus tard, le 19 avril 1655, il lui naissait un fils
Claude; en 1666, le 14 novembre, une fille Madeleine; le
13 septembre 1668, un fils, Juste; sa marraine était Charlotte, fille
de Charles de Beaufort, vivant, avocat au Parlement de Paris; le
10 mai 1670, Denis; le 23 novembre 1671, Henri; le 7 octobre 1674,
Christine, morte le 26 mai 1700; le 3 mars 1677, un fils, Olivier,
qui eut pour parrain Olivier de Tholosani, baron de Talmay; le
8 juin 1679, enfin, une dernière fille, appelée aussi Denise; au
total onze enfants. La plupart d'entre eux durent mourir jeunes,
car on ne retrouve la trace que de trois : Denis, qui paraît en
1686 et en 1688, comme *frater chirurgien*, c'était un apprenti;
Olivier, qui fut notaire à Talmay en 1702, et Claudine, épouse
d'un autre chirurgien, Augustin Girard, qui remplaça son beau-
père.

Il est à présumer qu'Henri Le Jeune habitait à l'extrémité du
village, du côté de Saint-Sauveur, une maison qu'il avait fait
bâtir. Les murs du rez-de-chaussée sont en pierre, elle date du
XVIIᵉ siècle, et offre un aspect à demi bourgeois, la distinguant
des constructions rurales de la même époque qui, toutes, étaient
en bois. De plus, j'ai trouvé dans cette maison une plaque de
cheminée qui semblait n'avoir jamais été déplacée. Elle porte la
date de 1660, le nom d'HENRY LE JEVNE et ses armes : *de... au
croissant de... soutenu de trois ondes de...* (1).

IX. On ne connaît « CHARLES CHRISTIN, maître chirurgien à
Tallemet », que par un titre de 1660, faisant mention de Claudine Ménétrier, sa veuve et par l'acte de décès de cette dernière, qui mourut le 8 janvier 1675. Ses neveux, Renorbert,
Antoine et Louis Ménétrier, assistaient à ses obsèques, d'où l'on
peut conclure qu'elle est morte sans postérité.

X. JACQUES THIBAULT (1675-1685) exerçait en même temps que
Denis Crestienot le jeune. Dès 1675, il réclamait en justice
« III livres pour soins et médicaments » (2). En 1685, il plaidait
contre Charles Ménétrier, « Recteur d'Ecole à Sargey, comté de
Bourgogne » (3), qui avait retenu, dans sa maison de Talmay,
louée audit Thibault, des meubles et drogues, et obtenait de ne
lui payer les douze sols six deniers qu'il lui redevait sur sa

---

(1) Cette plaque fait partie des collections de l'auteur.
(2) Arch. de la Côte-d'Or, B, 892, n° 4, minutes du greffe de la justice de Talmay.
(3) Chargey-les-Gray, canton d'Autrey (Haute-Saône).

location, qu'autant que les meubles lui seraient rendus. Ménétrier est, en outre, condamné aux dépens, s'élevant à sept sols
huit deniers (1).

Jacques Thibault avait épousé Jeanne Poussot, qui lui donna
une fille, Madeleine, baptisée le 20 octobre 1678.

Il exerçait encore en 1685.

XI. AUGUSTIN GIRARD, fils d'André Girard, maître coutelier,
demeurant à Paris, rue Troussevache, paroisse Saint-Jacques-
de-la-Boucherie, et d'Angélique Descouges, naquit en 1652.

Il se fixa comme chirurgien à Talmay, à la suite de son mariage, dans cette paroisse, le 21 janvier 1681, avec Claudine,
fille du chirurgien Henry Le Jeune, qui venait de mourir.

Mais avant de reprendre légalement la clientèle de son beau-
père, Augustin Girard dut obtenir des lettres de maîtrise en
chirurgie.

C'est dans ce but que, le 4 octobre 1681, quelques mois après
son mariage, il se présentait devant Pierre Fleuriot, maître chirurgien à Langres et lieutenant du premier chirurgien de sa
Majesté, pour y subir l'examen et *faire les opérations et chefs
d'œuvres nécessaires* pour être admis à exercer l'art de chirurgie
à la campagne.

Au vu de ses lettres d'apprentissage, d'un certificat de vie et
mœurs, de religion catholique, apostolique et romaine, et d'un
autre constatant qu'il avait travaillé aux hôpitaux et armées;
après avoir été interrogé par trois chirurgiens, en présence
d'un docteur en médecine, « sur les principes de la chirurgie et
maladies sujettes à icelle, et sur les remèdes convenables pour
la curation d'icelles..., et fait les opérations requises, dont il s'est
bien et deheument acquitté, Girard fut reçu *maître barbier chirurgien* à la campagne, dans l'étendue de la lieutenance de
Langres, fors la ville, fauxbourgs et banlieue d'icelle, *pour y
tenir boutique ouverte, pendre bassinet*, et exercer la chirurgie ».

Le 8 juin 1682, il faisait enregistrer ses lettres au greffe de la
Justice de Talmay.

Après avoir résidé pendant sept ou huit ans dans cette
paroisse, Girard alla se fixer à Gray, où il exerçait sa profession
en 1689 (2); en 1692, il reparaît à Talmay; on l'y rencontre jusqu'en 1704 (3); deux ans plus tard, en 1706, il faisait sa résidence
à Auxonne (4), mais il revint à Talmay, où on le retrouve en
1709 (5). A partir de cette époque, son nom disparaît.

(1) Arch. de la Côte-d'Or, B, 892, n° 4, Minutes du greffe de la justice de Talmay.
(2) Arch. de la Côte-d'Or, B², 892, n° 4.
(3) *Id.*, E, 818 et 826.
(4) Arch. du château de Talmay, liasse O.
(5) Arch. de la Côte-d'Or, E, 826.

De son mariage avec Claudine Le Jeune, Augustin Girard eut huit enfants, nés à Talmay : Anne, en 1682 ; Denise et Marguerite, jumelles, en 1684 ; Nicolas, en 1686 ; Françoise, en 1691 ; Claudine, en 1694 ; Humbert, né en 1697, mort en 1698, et Georgette, née en 1699, décédée en 1700 (1).

Nous n'avons pas d'autres renseignements sur la valeur professionnelle d'Augustin Girard, que les appréciations contenues dans ses lettres de maîtrise. Il est à présumer, cependant, qu'il ne manquait pas d'une certaine réputation, puisqu'il soignait chez lui, comme dans une sorte de clinique, « Remi Henry, lieutenant d'infanterie, bourgeois de la ville de Gray », qui mourut à Talmay, le 14 juin 1694 (2).

XII. Le nom de DIDIER CRESTIENOT, qui paraît de 1685 à 1694, nous est révélé par les registres du greffe de la justice de Talmay (3). Nous ne savons rien de particulier sur son compte et n'avons pu le rattacher d'une manière certaine aux chirurgiens portant le même nom que lui. Il avait pour *frater chirurgien* Jean Fauveau, en 1686.

Bien qu'à cette époque Augustin Girard et Denis Crestienot exerçassent tous deux à Talmay, ce fut un sieur Claude Michel, chirurgien à Pontailler, qui fut commis « pour faire les rapports des corps morts, blessés, mutilés, noyés, prisonniers ou autres qui se font par autorité de justice dans les bourgs de Pontailler, de Lamarche, de Talmay et banlieue » (4).

XIII. FRANÇOIS COFFIN, maître chirurgien, apparaît pour la première fois en 1688, à l'occasion d'une demande en paiement de médicaments. Il réclamait « cinq sols pour une saignée, et dix sols pour une phiole d'huile resolutif » (5). En cette même année, son fils Claude était parrain (6).

D'une délibération des habitants, datée du 6 mars 1689, il résulte que François Coffin fut exempté des deux premiers quartiers de la taille royale « attendu que ledit Coffin était cotisé au lieu de Russey (7), où il résidait ci-devant » (8).

Dès le 14 du même mois de mars, François Coffin se rendait à Dijon « au sujet de parler à M. le comte de Lamotte, vers lequel il a pris charge de chirurgien major de son régiment » (9).

(1) Arch. municipales de Talmay, Etat civil.
(2) Id., ibid.
(3) Arch. de la Côte-d'Or, B², 892, n° 4.
(4) Id., ibid
(5) Id., ibid.
(6) Arch. municip. de Talmay, Etat civil.
(7) Russey, chef-lieu de canton, arrond. de Montbéliard (Doubs).
(8) Arch. dép. de la Côte-d'Or, E, 4, n° 317.
(9) Id., B², 892, n° 4.

François Coffin n'a donc résidé à Talmay que pendant une année.

XIV. Toute autre fut la durée des services de FRANÇOIS LUCOT (1696-1723), qui exerça pendant vingt-cinq ans. Né à Talmay, le 30 janvier 1678, de François, laboureur, et de Philiberte Grivault, François Lucot paraît comme *frater* dès l'année 1696, puis comme maître chirurgien.

Il fut marié deux fois: Le 1er décembre 1705, sa première femme, Claudine Lebeau, lui donna une fille, nommée Françoise, et, le lendemain, elle mourait à l'âge de vingt ans. Elle fut inhumée devant l'église, sous le chapiteau.

Le 17 août 1706, François Lucot épousait en secondes noces Françoise Méligne, fille de Vorles et de Marie Turot; le 18 mai 1707 naissait, de cette union, une fille, Marie, morte le 7 août 1710 ; en 1709, un fils, Melchior; en 1710, une fille appelée aussi Marie, morte la même année; en 1712, une fille, Jeanne; en 1714, un fils, Claude et en 1717, une troisième Marie ; ces trois derniers étaient mineurs à la mort de leur père.

De ces sept enfants, quatre moururent au berceau ; Jeanne épousa, le 18 octobre 1734, Michel Crestienot, chirurgien, à Talmay, fils de Claude, chirurgien, notaire et greffier, et de Nicole Petitjean.

Le 13 juin 1740, Marie épousa Louis Bizotbarre, de Jancigny.

François Lucot, qui avait comme auxiliaire, en 1698, un *frater* chirurgien nommé Sébastien Chainot, prisait très haut la dignité de ses fonctions. C'est ainsi que, le 13 novembre 1723, il assigne Claude Soyer, laboureur à Talmay, en réparation d'honneur, pour injures atroces, proférées en public contre son honneur et celui de son ordre (1). Un mois plus tard, le 23 décembre 1723, Lucot mourait, âgé seulement de quarante-cinq ans. Il fut déposé sous le chapiteau de l'église, auprès de sa première femme (2).

Quelques jours avant sa mort, il fondait deux messes basses avec *libéra* à la fin de chacune d'elles; pour leur rétribution, il devait être payé au sieur curé la somme de 30 sols (3).

XV. — Fils de Denis *le jeune* et d'Élisabeth Cordier, CLAUDE CRESTIENOT (1679-1756), dont le nom apparaît en 1704, était né à Talmay, le 21 août 1679. Il épousa Nicole Petitjean.

Claude prend la qualité de chirurgien dans l'acte de baptême de son fils Jean, qui, né le 9 juin 1704, meurt le 28 juillet suivant. Comme ses prédécesseurs, il a de nombreux enfants. On trouve

(1) Arch. de la Côte-d'Or, B², 892, n° 6.
(2) Arch. municip., État civil.
(3) Arch. de la Côte-d'Or, G, 40, n° 637. Acte reçu Crestienot, notaire à Talmay, le 10 décembre 1723.

Agnès, née le 30 août 1705, morte un an plus tard, le 23 juillet 1706 ;
Pierre, baptisé le 1er septembre 1706 ; Michel, le 13 novembre 1707 ;
Georges, le 23 mai 1711, qui eut pour parrain Georges Bizot,
employé dans les fermes du roi résidant à Paris ; Nicolas, le
20 février 1712 ; Hubert, le 14 octobre 1713 ; Gand, le 29 mars 1719
et Marie, le 21 septembre 1720.

A la naissance de son fils Michel, en 1707, Claude Crestienot
se qualifie de chirurgien, notaire et greffier. Ce n'était vraiment
pas trop de cumuler, au commencement du xviiie siècle, ces trois
fonctions pour pouvoir vivre honorablement dans un village,
même prospère, et élever une nombreuse famille. Claude
Crestienot exerça, en effet, les fonctions de notaire de 1722 à
1725 et celles de greffier, pendant la même période. Il mourut à
Talmay, le 7 janvier 1756, âgé de quatre-vingts ans et sa femme
Nicole Petitjean, le 10 mai de la même année, à l'âge de soixante-
seize ans.

Leur fils, Michel, dont nous allons parler, était mort dès l'année
1741, c'est-à-dire quinze ans avant son père. Avec Claude finit
la dynastie des Crestienot, qui avait exercé la médecine à
Talmay de 1607 à 1756, c'est-à-dire pendant cent quarante-neuf
ans.

Après sa mort, Didière Crestienot, sa sœur, épouse de Claude
Legoux, de Dijon, transigea au sujet de sa succession.

XVI. — MICHEL CRESTIENOT, fils de Claude, né à Talmay, le
13 novembre 1707, paraît comme chirurgien au rôle des tailles, à
partir de 1735. Il avait épousé, le 18 octobre 1734, Jeanne, fille de
François Lucot, chirurgien et de Françoise Méline. Étienne Fijan,
baron de Talmay, conseiller au Parlement de Bourgogne, signe
à son contrat.

Michel Crestienot mourut sans postérité, le 15 novembre 1741,
âgé seulement de trente-trois ans.

XVII. — PIERRE LECLERC (1746-1782), né vers 1714, était fils de
Pierre, meunier des moulins de Talmay et de Jeanne Menelon.

Le 16 juillet 1746, il perdit sa première femme, Marguerite
Vinillot, âgée de cinquante-cinq ans, alors qu'il n'en avait
que trente-deux. Il exerçait déjà la chirurgie à cette époque.

Un mois s'était à peine écoulé, qu'il épousait, à Dijon, le
28 août, Catherine de la Nova, originaire de Bonneville, diocèse
de Genève.

Le 27 décembre 1747, il perdait son père, âgé de soixante-
cinq ans. La même année, il figure au nombre des échevins.

Au printemps de l'année 1758, une terrible épidémie régnait à
Talmay. Malgré le dévouement du chirurgien Leclerc, les décès
étaient nombreux et la consternation régnait dans la paroisse.

Emu de cet état de choses, le baron de Talmay (1) fit venir de Gray le sieur Pallin, docteur en médecine, pour examiner la nature du mal et établir une méthode propre à l'arrêter.

A son arrivée, Pallin trouva en bière trois hommes de différents âges. « Assisté de M. le curé, dont le zèle pastoral a toujours surpassé les dangers, pour procurer à ses malades tous les secours et toutes les consolations spirituelles (2), de M. de Talmay, qui continue de leur prodiguer les secours temporels, et de MM. Leclerc et Gailleton, chirurgiens habiles et très assidus à leur donner tous les remèdes, les mieux indiqués dans le genre de la maladie, mais qui malheureusement a un caractère de malignité toute particulière et rebelle aux remèdes ordinaires », le Dr Pallin reconnut qu'il était en présence d'une épidémie de pleurésie qui désolait les villages de l'une et l'autre province de Bourgogne (3). Et c'est tout. Malgré leur science et leur dévouement, les chirurgiens réunis ne semblent pas avoir trouvé de remède à cette terrible maladie.

Nous savons déjà que les honoraires d'un chirurgien de campagne ne suffisaient pas à faire vivre une nombreuse famille.

Aussi Leclerc ne dédaignait pas de joindre à la pratique de la chirurgie la profession de marchand.

De 1764 à 1772 il fait assigner devant la justice locale différents habitants en paiement de sommes à lui dues pour fil, mousseline, bas, rubans, cierges, toile, chandelle, serge, droguet, dauphine et tabac. En 1782, il livrait à la fabrique, moyennant dix sols, de l'arsenic destiné à faire périr les rats de l'église (4).

Le 2 octobre 1764, il était témoin du mariage de son cousin, Jean Leclerc, employé dans les fermes du roi, fils de François, laboureur à Nan-sous-Thil et de Françoise Héliot.

En 1765, il se qualifie de praticien et rend la justice « en l'absence de l'ordinaire, en son hôtel, à Talmay, à défaut d'auditoire ».

Le 21 mai de cette même année, il perdait une nièce de sa femme, Catherine Desbois, fille de Claude Louis et de Gasparde de la Nova, qui fut inhumée à l'église de Talmay dans la chapelle Saint-Martin, et le 15 décembre 1782, il mourait à l'âge de soixante-dix-sept ans, sans postérité, mais laissant de nombreux héritiers à Dijon.

Le 15 janvier suivant, le bailli de la baronnie de Talmay dressait l'inventaire de ses meubles.

---

(1) Pierre Fijan, baron de Talmay, conseiller au Parlement de Bourgogne, de 1736 à 1784.
(2) Jean-Mamès Bizot, curé de Talmay, de 1737 à 1761.
(3) Arch. du château de Talmay, liasse A, A, X.
(4) Arch. de la Côte-d'Or, G, 40, n° 637.

Nous laisserons de côté l'énumération du modeste mobilier qui garnissait la maison du défunt, pour nous occuper exclusivement des objets relatifs à son art : instruments de chirurgie, médicaments et ouvrages sur la médecine.

Les médicaments et instruments de chirurgie étaient renfermés dans une armoire vitrée estimée 6 livres; on y trouvait un trépan à manche d'ivoire, estimé 24 livres; une scie à amputation; un davier et trois becs à corbin; un bistouri courbé et une paire de ciseaux courbes; un instrument d'Ambroise Paré; une sonde crenelée à l'usage de la lithotomie, une feuille de myrthe, une paire de pinces, une seringue à injections, un vieux bistouri à deux tranchants, deux canifs, neuf lunettes, tant bonnes que mauvaises. Voilà pour les instruments, estimés 11 livres 6 sols.

Quant aux remèdes, ils consistaient en yeux d'écrevisses, opium, gomme gutte, gomme ammoniac, poudre de Méchoacan, gomme de myrrhe, poudre de vipère, antimoine dyaphorétique, trochisque, corail, turbith minéral, précipité rouge et mercure doux. Le poids de ces substances variait entre deux onces et un gros; le tout était estimé 7 livres.

En dehors de l'armoire vitrée, on inventorie encore quatre onces de sel d'Epsum, une once de sel de Glauber, autant de crème de tartre, une demi-once de sel végétal, deux gros de vitriol, une demi-livre de cristal minéral et quatre onces de tartre vitriolé; le tout valant 4 livres. Ajoutez à ces produits deux livres de manne, quatre onces de confection hyacinthe, quatre onces de tamarin et vous aurez l'énumération complète des produits pharmaceutiques dont faisait usage Pierre Leclerc. Pour les préparer, il se servait d'un mortier de cuivre pesant 6 livres.

Enfin, l'épée à monture de cuivre, que le maître chirurgien ceignait les jours de fête, fut estimée, avec son fourreau, la modique somme de 1 franc.

Les principaux ouvrages composant sa bibliothèque étaient : un *Traité des accouchements*, par Mauriceau, la *Pharmacopée* de Charas; *Le Grand Dispensaire*, de Jean Vecker; la *Chirurgie complète*, d'Ambroise Paré; la *Chimie*, de Lemery; la *Pathologie* et le *Traité des luxations*, de Verducin; *Médecine et Chirurgie*, par Hugues; le *Chirurgien d'hôpital*, de Bellofre, le *Cours d'anatomie*, de Dionis, la *Médecine aisée* et la *Chirurgie complète*, par M. Leclerc, conseiller du roy, sans doute un parent, peut-être un maître du modeste chirurgien de campagne qui, les livres de sa bibliothèque le prouvent, entretenait ses connaissances acquises, par la lecture des traités de médecine les plus répandus de son temps (1).

(1) Arch. du château, liasse A, A, V.

En 1789, la veuve de Pierre Leclerc, Catherine de la Nova, était buraliste. Elle mourut le 18 novembre 1791, âgée de soixante-dix-sept ans.

XVIII. Louis GAILLETON (1758-1778) a-t-il été appelé à Talmay à l'occasion de l'épidémie de pleurésie qui décima la paroisse en 1758 ? Tout porte à le croire, car on ne trouve pas son nom avant cette époque. En tous cas, nous lui devons les mêmes éloges qu'à Pierre Leclerc. Comme lui, il se dévoua tout entier au soulagement des malades qui lui étaient confiés.

Gailleton était locataire de l'ancienne cure lorsque, le 14 avril 1773, il perdit sa femme, Jeanne Toussenel, âgée de soixante-dix-huit ans. Dans l'acte de sépulture, il est indiqué comme chirurgien, soldat invalide et pensionnaire du roi. Gailleton était donc un ancien chirurgien militaire, retiré à Talmay.

On perd sa trace à partir de 1778, époque probable de son décès, dont on ignore le lieu et la date exacte. Mais, dès 1779, il était remplacé par le chirurgien Regnault. Il a dû mourir comme son confrère Leclerc, sans postérité, car trois jours après la mort de sa femme, le 17 avril 1773, les scellés étaient apposés à son domicile.

Jeanne Toussenel était originaire de Vaucourt, proche Triaucourt, évêché de Châlons-sur-Marne, où habitaient ses héritiers. (1).

XIX. De 1779 à 1780, HUBERT-MAURICE REGNAULT fut chirurgien à Talmay. Sa présence n'est signalée que par la naissance à son domicile de quatre enfants naturels dont les père et mère étaient inconnus. Sa femme, Marie Ponel, fut marraine de l'un d'eux (2).

XX. Né à Auxonne, en 1748, JEAN-BAPTISTE-FRANÇOIS RUDE (1781-1793) s'installa comme chirurgien à Talmay en 1781, et fut imposé pour la première fois à la taille en 1782 Il avait trente-trois ans. De son mariage avec Jeanne Mortenne sont nés trois enfants : Claudine, en 1781 ; Marie, en 1784, et Martial, en 1790 (3).

Rude fut élu membre de la Société populaire de Talmay, le 5 juin 1791 (4) et mourut dans cette commune le 6 octobre 1793, âgé de quarante-cinq ans.

Sa veuve lui survécut de longues années.

(1) Vaucourt, canton de Blamon, arrondissement de Lunéville (Meurthe-et-Moselle).
(2) Arch. municip. de Talmay, Etat civil, voir 17 février 1779, 25 septembre 1779, 19 février 1780 et 2 juillet 1780.
(3) Id., ibid.
(4) Id., P. 15.

XXI. ANDRÉ TRANCHANT était praticien à Perrigny, lorsqu'il fut nommé, le 4 novembre 1782, par le baron de Talmay, notaire et greffier du lieu, fonctions qu'il exerça, concurremment avec celle de chirurgien jusqu'en 1786. Tranchant devait avoir la confiance du seigneur, car, en 1784, il lui remettait un compte portant, au recto, le prix des feuilles de papier timbré qu'il lui avait fournies, et au verso, les bols, pommades et médecines livrés dans l'année (1).

En 1786, M. de Talmay fut gravement malade; Tranchant lui vend des médicaments et le veille pendant plusieurs nuits (2).

Ce praticien dut quitter Talmay en 1786.

Au début de la Révolution, nous le retrouvons à Gevrey (3).

Dans une requête adressée au directoire du district de Dijon, il expose que, depuis son établissement dans cette commune, M. Fiter y a aussi fixé son domicile, ce qui lui nuit beaucoup; qu'il a cherché à obtenir le greffe de la justice de paix de ce lieu, mais qu'un autre particulier ambitieux et ami du juge a obtenu cette place, ce qui lui fait encore un tort considérable, d'autant mieux qu'il a la capacité nécessaire pour l'occuper et que, d'autre part, ayant exercé la chirurgie dans les meilleures écoles du royaume, à l'armée et à Talmay, il est naturel qu'il l'exerce encore à Gevrey exclusivement.

A cette plainte, dénuée de fondement, le Directoire répond qu'il n'échet de délibérer (4).

André était sans doute parent d'un certain Pierre Tranchant qui, en 1784, étant marguillier de Saint-Médard, avait obtenu l'autorisation de placer l'écriteau suivant à la principale porte de la cour Saint-Etienne, à Dijon, où il demeurait : « Tranchant, déchiffre les anciens titres, écrit pour le public et fait des comptes (5). »

XXII. JEAN-BAPTISTE BLANDIN (1788-1810), fils de Jean-Jacques Marie, chirurgien et d'Anne Brocard, naquit à Renève, le 27 avril 1765. Il se fixa comme officier de santé à Talmay, en 1788.

De divers certificats produits à la mairie de cette commune, en exécution de la loi du 1er août 1793, qui mettait les officiers de santé à la disposition du ministre de la guerre, il résulte que Blandin, chirurgien à la suite du régiment de Strasbourg, du corps royal d'artillerie, avait suivi pendant trois années consécutives les leçons publiques de chirurgie à l'université de Douai

(1) Arch. du château de Talmay, liasse A, Z.
(2) *Id.*, liasse L.
(3) Aujourd'hui Gevrey-Chambertin, chef-lieu de canton de l'arrondissement de Dijon.
(4) Arch. de la Côte-d'Or. K², n° 77, fol. 114, v°.
(5) CHABEUF, *Dijon, Monuments et Souvenirs*, Dijon, Damidot, 1894, in-4°, p. 75.

« avec une exactitude et un zèle qui annoncent le plus grand désir d'acquérir des connaissances et de se livrer avec fruit aux différents objets qu'embrasse sa profession », qu'il avait également suivi, pendant trois ans, les démonstrations d'anatomie à la même université, et que, pendant deux ans, il avait assisté aux visites d'hôpital et donné des marques d'exactitude et d'intelligence pour son état (1). Enfin, le chirurgien major et démonstrateur royal d'anatomie à l'hôpital de Strasbourg certifiait que Blandin avait suivi, pendant deux ans, les cours d'anatomie et d'opération de chirurgie, avec beaucoup d'exactitude et d'attention (2).

La municipalité de Talmay certifiait en outre, le 11 août de cette même année 1793, « que Blandin venait d'exercer pendant cinq ans dans la commune « avec un zèle qui le fait considérer dans son état, ce qui avait décidé le conseil général à le choisir comme chirurgien des pauvres ».

Tels sont les titres qui nous font connaître sa valeur professionnelle.

En 1791, Blandin réclamait contre la taille de 1790 à laquelle il avait été imposé.

Dans une délibération du 16 septembre, l'administration municipale lui répond que « lorsque ce rôle a été établi, il exerçait à Talmay, en qualité de chirurgien depuis environ un an et demi; qu'il était même déjà marié depuis plusieurs mois; qu'il n'était plus sous puissance paternelle et qu'il tirait le lucre de son état; qu'il a joui des distributions de bois; qu'il a toujours réclamé son droit de citoyen actif et que, désirant qu'on le regarde comme un bon citoyen, il ne devrait pas faire de difficulté d'aider à supporter les charges d'une commune, après avoir joui des émoluments d'icelle » (3).

Blandin joua, pendant la révolution, un certain rôle à Talmay. Son attitude fut toujours digne et correcte.

Nommé procureur de la commune en 1792, il montra, dans l'exercice de ces délicates fonctions, la plus énergique résistance aux exigences injustifiées de la Société populaire. Sa courageuse attitude lui valut d'être deux fois dénoncé. Suspendu de ses fonctions par le directoire du département, le 5 juillet 1793, il donna sa démission le 14 du même mois. A cette époque, on lui reprochait d'avoir dit qu'il était aristocrate et qu'il se glorifiait de l'être; cette ridicule accusation n'eût sans doute pas été suivie de poursuites, si le comité de surveillance local n'avait, dès le lendemain de sa fondation, le 7 octobre, fait

(1) Arch. munic. de Talmay, D, 2, n° 3. Certificat du 1er juin 1786.
(2) Id., ibid. Certificat du 19 août 1786.
(3) Arch. municip. de Talmay, D, 2, n° 3.

déposer sur le bureau de la municipalité un mandat d'arrêt qu'il venait de décerner contre Blandin. Considéré comme suspect, il fut d'abord enfermé dans une chambre de la maison commune, puis, le lendemain, gardé à vue dans son domicile. Son arrestation ne fut pas maintenue.

L'année suivante, ce même comité de surveillance le dénonça de nouveau, par application de l'article 2 de la loi du 17 septembre 1793, plaçant au rang des suspects tous les fonctionnaires destitués par la Convention et non réintégrés. Arrêté en vertu d'un mandat délivré par le Comité de surveillance, il fut bientôt rendu à la liberté. Muni d'une commission officielle, il devint chirurgien en chef des chasseurs à cheval de la Côte-d'Or et les accompagna en Vendée.

Cependant il passa plus d'un an sans se rendre à son poste Aussi, le 12 prairial an III (31 mai 1795) recevait-il du citoyen Nardot, commissaire des guerres, l'ordre pressant de rejoindre (1). Il profita de cette circonstance pour se faire restituer par la municipalité un fusil qui lui appartenait (1er pluviôse an II) 20 janvier 1794) (2).

A Talmay, Blandin recevait, comme médecin des pauvres, pour visites et médicaments, une indemnité annuelle de 150 livres (3) qui fut supprimée après son départ, à raison de ce que, porte la délibération du 8 ventôse an V (26 février 1797) « tous les communaux sont partagés et possédés individuellement par tous les citoyens, ce qui donne la faculté à chacun d'eux de se procurer les soulagements dont ils ont besoin (4). »

Magnifique illusion, dont il fallut bientôt rabattre. Par cette division, le patrimoine commun était amoindri, sans aucun profit pour la généralité des habitants.

A son retour, en 1803, Blandin réclame contre cette décision et demande la jouissance d'un pré dans le cas où la commune ne serait pas en état de satisfaire autrement à sa demande. Cette jouissance lui fut provisoirement accordée (27 pluviôse an XII-17 février 1804) (5).

La situation pécuniaire de la commune s'étant améliorée, le conseil statua, le 10 juillet 1807, que Blandin recevrait à l'avenir les 150 francs qui lui avaient été promis, et dont le payement avait été autorisé par le département (6).

---

(1) Arch. municip. de Talmay, D, 2, n° 4.
(2) *Id., ibid.*, D, 2, n° 3.
(3) *Id., ibid.*, D, 2, n° 3. Délibération du 23 avril 1793. Cette délibération constate que Blandin traitait, depuis plusieurs années, de son état de chirurgien, les citoyens indigents de la commune. Les malades qu'il sera obligé de soigner seront, à l'avenir, reconnus par la municipalité.
(4) Arch. municip. de Talmay, D, 2, n° 5.
(5) *Id.*, D, 2, n° 7.
(6) Arch. de la Côte-d'Or, O, 1.

L'administration décida aussi qu'il serait mis à la disposition du maire une somme de 300 francs pour acheter du linge destiné aux pauvres malades; que ce linge serait remis entre les mains de plusieurs dames qui voudront bien s'en charger; qu'il serait fait chaque dimanche, à l'église, une quête dont le produit servirait à acheter de la viande pour faire du bouillon aux malades (1). Un arrêté préfectoral du 5 janvier 1808 invita le maire « à faire connaître son vœu à M. l'Evêque diocésain pour obtenir, s'il y a lieu, son autorisation ».

Telle fut l'origine du bureau de bienfaisance de Talmay.

A partir du 1er novembre 1810 Blandin reçut en outre chaque année une somme de 72 francs, à charge par lui de vacciner tous les enfants de la commune (2).

Pendant son premier séjour à Talmay, Blandin épousa le 9 janvier 1790 Marie-Thérèse Grivault, fille de Claude et de Jeanne Feignet. De 1790 à 1801, il leur naquit sept enfants : Claude-Hubert, en 1790; Jeanne, en 1791; Thérèse, en l'an IV (1795); Anne, en l'an V (1797); autre Thérèse, en l'an VII (1799); Anne-Marie, en l'an IX (1801) et Jean, dit Jules, en l'an X (1802).

Blandin était un médecin consciencieux et expérimenté. Il mourut à Talmay le 22 août 1815. A la fin du xixe siècle, son souvenir était encore vivant dans cette commune où sa famille est représentée.

XXIII. Après le départ de J.-B. Blandin pour l'armée, la commune de Talmay resta quelque temps sans praticien. En l'an II (1794), l'administration municipale constatait avec peine l'absence d'un officier de santé et en réclamait un. Cet appel fut entendu. Le 10 prairial (29 mai 1794), JEAN-FRANÇOIS MOUCHET, chirurgien-opérateur, natif de Gray, produit au comité de surveillance un passeport qui lui a été délivré par la commune de Beaujeu (3) et s'installe à Talmay.

XXIV. Il ne dut pas y rester longtemps, car le 17 brumaire an IV (8 novembre 1795), FRANÇOIS LAGÉ, officier de santé, beau-frère de celui qui fut plus tard le major Le Roy, dont il avait épousé la sœur Claude-Michelle, déclare à la municipalité de Talmay son intention de se fixer dans cette commune. En conséquence, il invite le Conseil général « à le reconnaître comme habitant d'icelle » (4). On ignore le temps qu'il y passa.

Il arrivait de Paris, où il exerçait en 1791.

(1) Arch. municip. de Talmay, D, 2, n° 4.
(2) Id., ibid.
(3) Beaujeu, canton de Fresne-Saint-Mamés, arrondissement de Gray (Haute-Saône).
(4) Arch. municip. de Talmay, D, 2, n° 4.

Voici ce que dit de lui le major Le Roy dans ses *Souvenirs* manuscrits : « Je ne désirais si fort aller à Paris que parce que j'y avais trois sœurs bien établies. L'aînée avait épousé un ébéniste, la deuxième un chirurgien et enfin la troisième un maître d'hôtel garni.

« Ce fut chez mon beau-frère Lagé, le chirurgien, que je me présentai, en raison de l'amitié que nous avions toujours eu l'un pour l'autre, ma sœur et moi. Je fus bien reçu de tous deux et, pendant le peu de temps que je passai à Paris, je n'eus qu'à me louer de toutes les attentions que mon frère et ma sœur eurent pour moi. Je vis aussi mes deux autres sœurs qui me reçurent très bien ; mais ce n'était point le même accueil que chez l'Esculape, où je trouvais franchise et loyauté (1). »

XXV. Un mois après la mort de J.-B. Blandin, en septembre 1815, Jean-Baptiste Bornier, officier de santé, né à Arceau (Côte-d'Or), le 15 avril 1784, fils de Jean-Baptiste-Claude et de Marguerite Marchant, vint se fixer à Talmay. Il y épousa, le 16 juillet 1816, Rosalie Dumay, fille de Jean et de Prudence Borne, et fut aussitôt nommé médecin des pauvres. Le 4 juillet 1819, il recevait du conseil municipal une somme de 300 francs, pour les avoir traités depuis son arrivée (2).

Le 29 novembre de la même année, Germain Blandin, docteur en médecine à Talmay, recevait également une somme de 150 francs pour la même cause. Son arrivée dans la commune devait remonter à l'année précédente.

Blandin demandait la continuation de ce traitement pour soigner les indigents à l'avenir. Mais le Conseil, « considérant que MM. Bornier et Blandin, tous deux résidant dans cette commune, sont appelés l'un et l'autre par les malades indigents, décide qu'il votera chaque année une somme lui permettant d'allouer, s'il le juge convenable, une indemnité auxdits sieurs Bornier et Blandin » (3). Cette décision ne plut sans doute pas à Blandin qui quitta la commune en 1820. Bornier, resté seul, bénéficia de ce départ et reçut, le 23 mars 1823, une somme de 150 francs pour ses honoraires de 1820, 1821 et 1822.

Il dut en être ainsi jusqu'à sa mort, survenue le 2 octobre 1827. En 1829, sa veuve reçut 260 francs pour traitement et médicaments fournis aux pauvres par son mari.

Jean-Baptiste Bornier laissa deux fils. Tous deux étudièrent la

---

(1) *Souvenirs inédits* du Major Le Roy, mss., p. 108 (Collection de l'auteur). — Claude-François-Madeleine Le Roy, major d'infanterie, vétéran des armées de la République et de l'Empire, officier de la Légion d'Honneur, était né à Talmay, le 7 septembre 1767. Il fut, à deux reprises, maire de cette commune où il mourut le 19 août 1851. Son portrait orne la grande salle de la mairie.
(2) Arch. municip. de Talmay, D, 2, n° 4.
(3) *Id., ibid.*

médecine. L'aîné, François, exerça plus tard à Talmay; le second, Joseph, né à Talmay, le 23 octobre 1825, mourut dans cette commune, le 26 mars 1856, avant d'avoir terminé ses études médicales.

La veuve de J.-B. Bornier mourut également à Talmay dix ans après son mari, le 14 décembre 1837.

XXVI. Le Dr GERMAIN BLANDIN, dont il vient d'être parlé, était né le 20 février 1770 à Renève, où il exerçait, en 1793, les fonctions de notaire et la profession de médecin. Germain Blandin était le frère de Jean-Baptiste, qui avait exercé la médecine à Talmay à l'époque de la Révolution (1).

Germain Blandin vint habiter cette commune en 1817, et y exerça jusqu'en 1820, concurremment avec J.-B. Bornier. Il y remplit également les fonctions de notaire, de 1817 à 1820.

En 1830, Germain Blandin qui, de nouveau, habitait Renève, demandait le rétablissement, dans cette commune, de la charge de notaire qu'occupait autrefois son père (2).

En 1839, il était mandé à Talmay pour vacciner les enfants.

Blandin fut le premier docteur en médecine ayant pratiqué son art à Talmay.

Il mourut à Renève, le 20 novembre 1850, veuf de Reine-Marie Blandin.

XXVII. La tradition rapporte qu'un sieur BALORAND exerça momentanément la médecine à Talmay après le départ de Germain Blandin (1820).

XXVIII. JEAN DÉMAILLET qui le remplaça, était d'humeur vagabonde. « Vers 1820, dit l'abbé Bourgeois, dans son *Histoire de Beire*, p. 348, le service médical fut fait dans cette commune par un officier de santé appelé Démaillet qui alla se fixer ensuite à Talmay. »

On le trouve, en effet, inscrit au nombre des affouagistes, de 1822 à 1824. Son nom disparaît en 1825 pour figurer de nouveau sur cette liste, une fois seulement, en 1830. Enfin, Démaillet, qui était médecin à Lamarche, déclare, le 1er novembre 1847, vouloir quitter cette commune pour fixer une troisième fois son domicile à Talmay (3).

Ce praticien aurait donc exercé concurremment avec trois confrères : Jean-Baptiste Bornier, de 1822 à 1824 ; François Bouchard, en 1830 et Pierre Joliot, en 1847.

XXIX. Après la mort de Jean-Baptiste Bornier, FRANÇOIS

(1) V. n° XXII.
(2) Arch. de la Côte-d'Or, U, 5, 272.
(3) Arch. municip. de Talmay, J, n° 6.

BOUCHARD (1829-1831), qui venait de terminer ses études médicales, vint se fixer à Talmay.

Fils de Jean-Baptiste, officier distingué des armées du premier empire, originaire de Beaune, et de Catherine David, François Bouchard naquit le 18 septembre 1802, à Livourne (Italie), où son père tenait garnison.

Après avoir fait de brillantes études au collège de Dijon, où il gagna l'amitié de Lacordaire, Bouchard étudia la médecine à Paris et fut reçu docteur le 25 avril 1829.

Pendant son séjour à Talmay, il épousa, le 10 janvier 1831, à Dijon, Colette-Adeline-Zoé Legrand, qui avait une sœur mariée à Mâcon.

Après deux années, pendant lesquelles il remplit successivement les fonctions de médecin des pauvres, et de major de la Légion de la garde nationale du canton de Pontailler, Bouchard fut attiré par sa belle-sœur à Mâcon, où il résida jusqu'à sa mort, survenue le 8 avril 1878.

Bouchard était à la fois médecin, administrateur et poète. A Mâcon, il fut médecin des prisons (1839), de l'hôpital (1839), de l'Ecole normale (1855), en même temps qu'il remplissait, à deux reprises, les fonctions d'adjoint et devenait l'ami de Lamartine.

Le grand poète, en réponse à deux pièces de vers que Bouchard lui avait dédiées, remercia l'auteur par l'une de ses plus belles méditations : *L'Utopie.*

L'Académie de Mâcon, dont il était membre, vient de publier, avec le concours de son fils, ses œuvres choisies, ornées du portrait de l'auteur (1).

XXX. PIERRE CRISSABRE, né à Mailly-le-Mont (Côte-d'Or), le 7 ventôse an XIII (26 février 1805), fils de Claude et d'Agathe Brocot, reçu officier de santé à Paris, le 12 septembre 1829; fit enregistrer son brevet à Talmay, le 28 mai 1832. Son séjour y fut de courte durée.

Nommé aide-major de la garde nationale en 1833, après le départ de Bouchard, il mourut à Talmay le 25 novembre de cette même année, à l'âge de vingt-huit ans.

Le 27 février 1834, le conseil municipal rejetait une demande en indemnité de logement formée par Anne-Claudine Pignot, sa veuve; dès son arrivée à Talmay, disait le Conseil, Crissabre avait eu une nombreuse clientèle; la commune lui avait accordé du bois pour son usage, et elle s'était engagée à lui payer les soins qu'il donnerait aux indigents (2).

(1) Docteur F. BOUCHARD, *Poésies (œuvres posthumes)*, Mâcon, Protat, 1910, un vol. in-16.
(2) Arch. municip. de Talmay, D, 2, n° 8.

XXXI. — Le poste ne resta pas longtemps vacant. Victor-Antoine Quirot, né à Mantoche, le 17 août 1803, fils de Jean-Baptiste, propriétaire et de Jeanne-Victorine Monnin, reçu officier de santé à Besançon, le 24 septembre 1827, vint s'installer à Talmay, le 1er février 1834. Le 20 du même mois, il faisait enregistrer son titre à la mairie (1).

Le traitement de médecin des pauvres lui fut conservé. Cependant le major Le Roy, qui était maire, réduisit de 240 à 150 francs son mémoire de 1836, sous le prétexte que « le sieur Quirot gorgeait les malheureux de médicaments coûteux et recherchés, au lieu de les traiter simplement, comme l'indique l'humble traité intitulé : le Médecin des Pauvres » (2).

Le 20 février 1837, Quirot posait sa candidature à la Société Médicale de Dijon, au titre de membre correspondant. A l'appui de sa demande, il envoyait un mémoire contenant trois observations recueillies dans sa pratique.

A la séance suivante, le Dr Vallée fils, rapporteur, après quelques critiques, conclut à l'ajournement du candidat, jusqu'à production d'un travail plus complet. Le Dr Gruère, corapporteur, soutint au contraire la candidature de Quirot, qui, au scrutin secret, fut nommé quand même membre correspondant, à la majorité des deux tiers des membres présents (3).

Quirot exerçait encore en 1839 et en 1840 ; sa mort, survenue à Talmay le 1er décembre 1841, est mentionnée au procès-verbal de la séance de la Société Médicale du 13 du même mois.

Ses enfants mineurs réclament, en 1842, une portion d'affouage qui leur est refusée (4) ; on ignore ce qu'ils sont devenus. Barbe-Héloïse Couché, sa femme, était morte à Talmay deux années plus tôt, le 11 novembre 1839.

XXXII. Le conseil municipal eut le tort, par une délibération du 8 mai 1841, de supprimer le traitement du médecin des pauvres (5). Les conséquences de cette décision se firent bientôt sentir. Aucun praticien ne voulut se fixer dans la commune ; aussi, pour s'attacher Philibert Magnien, officier de santé, le Conseil dut, un an plus tard, le 8 mai 1842, « vu les bons soins qu'il avait donnés aux indigents et pour remplir la promesse verbale que le Conseil lui avait faite pour l'attirer à Talmay, voter une somme de 300 francs pour le traitement des malades pauvres (6).

(1) Arch. municip. de Talmay, D, 2, n° 4.
(2) Lettre du maire au préfet, 8 février 1837 (Arch. municip. D, 5, n° 2).
(3) Arch. de la Société de médecine de Dijon.
(4) Arch. municip. de Talmay, D, 2, n° 8.
(5) Id , ibid.
(6) Id., ibid.

L'année suivante, le 7 mai 1843, revenant sur la décision précédente, le conseil supprima ce traitement, par suite de l'établissement du bureau de bienfaisance chargé du service des indigents (1).

Cette nouvelle décision fut sans doute la cause du départ du sieur Magnien, dont le nom disparaît de la liste des affouagistes en 1845.

XXIII. PIERRE-JACQUES JOLIOT, fils de Jacques et de Anne Bouillot, naquit à Autrey (Haute-Saône), le 13 avril 1820; reçu docteur en médecine de la Faculté de Paris, le 18 juin 1844 (2), il vint s'installer immédiatement à Talmay (1er juillet 1844) (3).

Il semble qu'à partir de cette époque, la municipalité d'une commune riche ait mieux compris ses devoirs vis-à-vis des indigents.

Alors que, dix ans auparavant, elle marchandait au praticien installé à Talmay une modique indemnité de 150 francs, dès le 8 novembre 1844, le conseil accordait à un jeune médecin, à peine installé dans le pays, un traitement annuel de 500 francs, à compter du 1er juillet précédent, à la condition de soigner gratuitement les pauvres, ainsi que les gens peu aisés (4).

Le traité contenant ces conditions fut signé entre les parties, le 16 décembre 1844, approuvé par le Préfet, le 6 janvier suivant (5) et renouvelé le 10 mai 1848, à charge par le docteur Joliot de faire gratuitement le service de la vaccine et de constater les décès survenus dans la commune (6).

Le 29 février 1848, le Dr Joliot fut élu vice-président de la Commission « chargée d'assurer la volonté nationale à Talmay ».

Moins de deux ans s'étaient écoulés lorsque le Dr François Bornier vint se fixer dans cette commune. Joliot prit alors le parti d'aller s'installer à Pontailler.

Mais son rôle n'était pas terminé à Talmay. Au mois de juin 1854, une épidémie de choléra, qui dura cent jours (14 juin-22 septembre) et qui fit soixante-seize victimes, se déclara dans cette commune. Dès le début, les lettres du maire au préfet nous montrent les deux médecins, Joliot et Bornier, pleins de zèle et de dévouement. Ils furent bientôt secondés par des religieuses de Saint-Vincent de Paul et de Sainte-Marthe de Dijon, des étudiants en médecine : Joseph Bornier, frère du docteur,

(1) Arch. municip. de Talmay, D, 2, n° 8.
(2) Sa thèse avait pour sujet : de l'Hypertrophie en général, Paris, Regnoux, 1844, in-4°.
(3) Arch. municip. de Talmay, D, 5, n° 4. Ce renseignement est inscrit sur la garde du registre.
(4) Id., D, 2, n° 8.
(5) Arch. de la Côte-d'Or, O. I, 770.
(6) Arch. municip. de Talmay, D, 2, n° 8.

Edouard Despiotte, fils du médecin de Grancey-le-Château, enfin Augustin Paris, qui, le 30 juin, succomba victime de son dévouement.

Voici d'ailleurs ce qu'écrivait à ce sujet le Dʳ Noirot, médecin des épidémies, dans un rapport adressé au Préfet de la Côte-d'Or, le 12 octobre 1854 :

« Joliot, docteur en médecine à Pontailler, a été, on peut le dire, la providence de la commune de Talmay, qui, du reste, vient de lui témoigner, par le don d'un objet de prix (une montre en or, à secondes fixes, signée de l'un des meilleurs horlogers de Paris), qu'elle savait apprécier son dévouement et son courage. M. Joliot, secondé par des élèves, a supporté, pendant plus de deux mois, tout le poids du service ; son énergie et la franchise de son allure ont beaucoup contribué à rassurer la population (1). » On ne saurait faire un plus bel éloge du Dʳ Joliot.

Le même rapport place en tête des maires qui ont bien compris leurs devoirs celui de Talmay, le baron Paul Thenard.

Tous deux reçurent du ministre de l'Intérieur, en récompense de leurs services, une médaille d'argent de première classe. Plus tard la croix de la Légion d'honneur vint récompenser la belle conduite du Dʳ Joliot pendant l'épidémie de 1854. Le baron Thenard était déjà décoré.

En 1876, la commune de Talmay n'avait pas de médecin. Le 2 juin, le Conseil municipal ouvrait un crédit de 600 francs destiné à indemniser le praticien qui consentirait à venir régulièrement dans cette commune trois fois par semaine et soignerait gratuitement les indigents.

Les Dʳˢ Bourgeot et Joliot, exerçant tous deux à Pontailler, offrirent leurs services aux conditions proposées. Par un arrêté du 6 juin, le maire désigna Joliot pour remplir cette mission (2).

Ce praticien exerça son art avec une grande compétence, jusqu'à sa mort, survenue à Pontailler le 11 février 1890. Il était âgé de soixante-neuf ans (3) et mourut célibataire. Le Dʳ Joliot avait été nommé président d'honneur du Syndicat agricole du canton de Pontailler au moment de sa fondation (1886).

XXXIV. Fʀᴀɴçᴏɪs Bᴏʀɴɪᴇʀ, fils de Jean-Baptiste, qui exerça la médecine de 1815 à 1829, à Talmay, était né dans cette commune, le 20 juillet 1821. Docteur de la Faculté de Paris, le 4 juillet 1848 (4), il vint aussitôt s'installer dans son pays natal où,

(1) Arch. de la Côte-d'Or, M, 7, liasse 6, nᵒ 6.
(2) Arch. municip. de Talmay, K, 12, nᵒ 4.
(3) Arch. de la com. de Pontailler, Etat civil.
(4) La thèse du Dʳ Bornier avait pour objet l'étude de la *Métrite*. Paris, Rignoux, 1848, in-4ᵉ.

grâce aux excellents souvenirs laissés par son père, il fut accueilli avec empressement.

Orphelin de très bonne heure, il avait été élevé par une tante, Mme Dumay, à laquelle il dédia sa thèse en ces termes : « De là-haut, la bonne mère que tu as si dignement remplacée auprès de moi te bénit; et moi, ma bonne tante, ma seconde mère, je t'offre ici le témoignage sincère de toute ma reconnaissance et de tout mon amour. »

Le caractère du docteur Bornier se peint tout entier dans cette phrase où débordent des sentiments de gratitude et d'affection bien mérités.

La présence de deux médecins dans la commune amena, comme en 1819, la suppression de la subvention de 500 francs accordée au médecin des pauvres, attendu, dit le conseil municipal dans sa délibération du 20 juillet 1849, « que cette somme a pour motif de garder un médecin à Talmay. Or, maintenant qu'il y en a deux, les indigents peuvent s'adresser à celui qu'ils préféreront ». Le conseil ouvre ensuite un crédit de 200 francs, pour solder les visites faites aux indigents.

Après le départ du Dr Joliot, qui dut s'effectuer vers la fin de 1849, le Dr Bornier fut chargé, par une délibération du 7 février 1850, de constater les décès; le 8 février 1852, l'indemnité pour soins aux indigents, précédemment rétablie sur le pied de 200 francs, fut portée à 300 francs, y compris les médicaments (1).

Au début de l'épidémie cholérique de 1854, le Dr Bornier se dépensa sans compter. A bout de forces, il dut quitter la commune pendant quelques semaines; à son retour, le Préfet le chargeait officiellement de visiter les communes de Maxilly, Montmançon, Saint-Sauveur et Heuilley, où les malades étaient encore nombreux (2). Chaque jour, il rendait compte à l'autorité administrative de la marche du fléau. Le 14 août notamment, il signalait une recrudescence à Talmay (3). C'est, en effet, le 22 septembre seulement que mourut, dans cette commune, la dernière victime du fléau.

Le Dr Bornier quitta Talmay en 1856, pour se fixer à Besançon. Il professa pendant vingt-cinq ans le cours de Physiologie à l'Ecole de médecine de cette ville, où il mourut le 1er janvier 1890.

Voici l'éloge que fit de lui le Dr Morin, à la Société française d'hygiène, le 10 janvier de cette même année :

« Après avoir enseigné pendant 25 ans et formé un très grand nombre d'élèves, ce distingué et modeste praticien a succombé à un âge où il allait jouir bientôt d'une retraite bien gagnée et

(1) Arch. municip. de Talmay, D, 2, n° 9.
(2) Lettre du 12 août 1854. Arch. de la Côte-d'Or, M, 7, liasse 6, n° 4.
(3) Id., ibid.

se reposer enfin des labeurs de la vie. Il s'agit maintenant, hélas! du repos éternel ! Nous envoyons à sa veuve et à sa famille l'expression de nos plus émues condoléances (1). »

Le Dʳ Bornier avait épousé, le 26 décembre 1849, à Avrigney (Haute-Saône), Françoise-Louise-Hermance Riduet, qui lui survécut pendant dix-sept ans et mourut à Talmay le 29 novembre 1907.

XXXV. C'est seulement deux ans après le départ du Dʳ Bornier, que AUGUSTE-JEAN, dit EMILE VENOT, docteur en médecine de la faculté de Montpellier, né à Dijon, le 21 août 1834, fils de Charles et de Philiberte Duchêne, vint s'installer à Talmay.

Arrivé dans cette commune, le 18 avril 1858 (2), le Dʳ Venot y séjourna pendant un an environ (3), puis il fixa successivement sa résidence à Villers-les-Pots, Auxonne (1861-1863), Dijon (1864-1877) et Orléans, où il exerce encore aujourd'hui (1910).

Auguste-Jean Venot épousa, le 15 septembre 1871, à Frontenard (Saône-et-Loire), Louise-Françoise Teureau, d'où un fils, Charles-Alexis-Marie, né à Dijon, le 2 janvier 1875. Il exerce actuellement la profession de libraire en cette ville.

XXXVI. En 1861, le poste était vacant. Le Conseil municipal, se faisant l'écho de l'opinion publique, invita le maire, par une délibération du 14 février 1861, à rechercher un praticien auquel on promettait une allocation de 600 francs. Le Dʳ JULES-NICOLAS JANNIN, né à Clairvaux (Jura), le 6 décembre 1817, docteur en médecine de la faculté de Paris (9 février 1844), qui avait précédemment exercé la médecine dans son pays natal pendant de longues années, se présenta et fut agréé. Il reçut une indemnité de 250 francs pour ses frais de déplacement (4) et commença à exercer au mois d'octobre 1861, selon les uns, le 1ᵉʳ janvier 1862, suivant les autres (5).

Après sept ans de séjour dans la commune, le conseil, par délibération du 11 février 1869, porta de 640 à 1040 la subvention qui lui était accordée. Voici les motifs, tout à l'honneur du Dʳ Jannin, invoqués par le Conseil, à l'appui de cette décision : « Considérant, dit la délibération, les services dévoués que le Dʳ Jannin rend à la population depuis son arrivée, qu'il importe d'encourager le séjour d'un docteur en médecine à Talmay, le conseil, eu égard au petit développement de la clientèle dans les

(1) *Journal d'hygiène*, du 6 février 1890, E. Masson, éditeur, 6, rue Git-le-Cœur, Paris.
(2) *Journal inédit* d'Antoine BRETON.
(3) Le nom du Dʳ Venot avait remplacé celui du Dʳ Bornier sur la liste des allouagistes pour 1858. En 1859, il était rayé de la même liste. (*Arch. munic.*, N. 1, nᵒ 72.)
(4) Arch. municip. de Talmay, Délibération du 25 mai 1862.
(5) *Journal inédit* d'Antoine BRETON.

environs, décide qu'à partir du 1er janvier 1869, la subvention de 640 francs qui lui est accordée sera portée à 1040 » (1).

La délibération ci-dessus n'avait pas seulement en vue de récompenser le dévouement du praticien vis-à-vis de ses malades, elle visait un autre but :

Pendant les mois d'hiver, de 1865 à 1870, eurent lieu à Talmay, sous le patronage de l'administration municipale, des cours d'adultes qui sont restés légendaires. Soixante jeunes gens de plus de quinze ans et une vingtaine d'hommes mariés les suivirent assidûment. Grâce au dévouement de l'instituteur Damidot et aux concours qu'il sut se concilier, leur succès fut immense. Un ancien professeur de langue française à Saint-Pétersbourg, M. Perrin, y donnait des leçons de littérature ; des cours de chant avaient lieu trois fois par semaine et, « tous les jeudis, le Dr Jannin venait y faire une causerie sur l'organisme du corps humain » (2). C'est apparemment à ce concours volontaire que s'adressaient, en partie tout au moins, les faveurs de la municipalité.

Par sa conduite pendant l'invasion allemande, le Dr Jannin allait prouver une fois de plus qu'il était digne de la faveur de ses concitoyens d'adoption.

Voici, en effet, ce que disent de lui, dans leurs *Souvenirs de Guerre*, les docteurs Blanc et Dugast :

« Le 26 (octobre 1870) l'ambulance mobile de la Côte-d'Or arriva à Talmay, où elle trouva une ambulance modèle, installée dans un local occupé par les sœurs de Saint-Vincent-de-Paul, avec le concours de M. le baron Paul Thenard et du docteur Jannin. Cette dernière ne tarda pas à recevoir des blessés qui avaient pris part aux escarmouches de Talmay et Essertenne. Douze ambulanciers, avec le chirurgien en chef Dugast, s'associèrent avec le Dr Jannin pour pratiquer les pansements, pendant qu'un sous-aide-major avec deux infirmiers transportaient, dans l'omnibus, des blessés à Dijon et qu'un autre sous-aide, également assisté d'infirmiers, se rendait au village de Saint-Sauveur pour y recueillir des blessés et les transférer aux ambulances de Maxilly (3). »

Le Dr Jannin ne cessa de donner ses soins aux blessés recueillis à l'ambulance de Talmay, pendant toute la durée de la guerre.

Cinq ans plus tard, par une délibération du 6 août 1875, revenant sur sa précédente décision par des raisons d'économie mal entendues, le Conseil ramena l'allocation du Dr Jannin à

(1) Arch. municip. de Talmay, D, 2, n° 10.
(2) Arch. municip. de Talmay, Q, 10. Rapports des 16 mai 1866 et 30 août 1867.
(3) *Bulletin mensuel de la Croix rouge française*, 46e année, mai 1910, p. 152.

son chiffre primitif de 640 francs (1). Ce procédé injustifié le détermina à accepter les propositions avantageuses qui lui furent faites par la Société des Forges du Creusot. Dans les premiers mois de 1876, il quitta Talmay pour aller résider dans une dépendance de cette compagnie, à Mazenay, commune de Saint-Sernin-du-Plain (Saône-et-Loire).

XXXVII. Né à Villefranche (Haute-Garonne), le 1er octobre 1849, bachelier ès-lettres (17 août 1867) et ès-sciences (10 novembre 1868) de la faculté de Toulouse, MARIE-ALPHONSE BARTHÉLEMY, dit EMILE SOULOUMIAC, commença dans cette ville ses études médicales, les continua à Paris et les termina à Nancy. Reçu docteur le 6 juillet 1876 (2), alors qu'il était externe à l'Asile des aliénés de Dijon, il vint, dès le 30, s'installer à Talmay (3), « pauvre d'argent et riche d'espérance », comme il le dit lui-même (4).

Un mois après, le 31 août, le Conseil municipal lui garantissait, pour un an, un traitement de 800 francs (5).

Dès l'année suivante, comme elle l'avait déjà fait en 1875, l'assemblée communale, cédant à l'influence néfaste de l'un de ses membres, prit une mesure que rien ne justifiait. Sous prétexte d'économies mal entendues, elle réduisait cette subvention de 200 francs (6).

Le Conseil s'attira la réponse qu'il méritait.

Dans une lettre du 16 novembre 1877, le Dr Souloumiac refusait la somme qui lui était offerte.

« Cette décision, ajoutait-il, est une atteinte à ma dignité, et une marque de malveillance. Je ne dois donc plus avoir de rapports avec le Conseil municipal et vous prie, Monsieur le Maire, de désigner un autre médecin pour constater les décès (7). »

Le Dr Souloumiac, qui figure sur la liste électorale dressée le 31 mars 1877 et sur celle des affouagistes pour 1878, quitta Talmay au mois de novembre 1877 (8).

A cette époque, une épidémie de petite vérole sévissait dans le département de la Loire. Le canton de Saint-Genest-Malifaux était particulièrement éprouvé et cherchait un médecin. On

(1) Arch. municip. de Talmay, D, 2, n° 10.
(2) La thèse du Docteur Souloumiac porte pour titre : *Quelques mots sur le Permanganate de Potasse*. Nancy, imprimerie Nancéenne, 1876, 53 pages in-4°. — Elle est dédiée à sa femme, à son père, à sa mère, à sa tante.
(3) *Journal inédit* d'Antoine BRETON.
(4) Lettre du Docteur Souloumiac à l'auteur, du 25 juillet 1910.
(5) Arch. municip. de Talmay, D, 2, n° 10.
(6) *Id., ibid.*, K, 12, n° 4.
(7) *Id., ibid.*
(8) Antoine BRETON, *op. cit.*, dit que le Docteur Souloumiac quitta Talmay le 28 août 1877. C'est une erreur.

offrit au Dr Souloumiac une subvention annuelle de 3.000 francs qu'il accepta.

Pour enrayer l'épidémie, Souloumiac pratiqua la revaccination en masse de tout le canton.

A cette occasion, l'Académie de médecine lui accorda une médaille d'argent.

Après avoir mené, pendant deux ans, la rude vie de médecin de montagne, le Dr Souloumiac vint s'installer à Cousance (Jura), pays d'origine de son aïeul maternel. Pendant son séjour dans cette petite ville, il eut à lutter, en 1881, contre la fièvre typhoïde et la diphtérie.

L'Académie de médecine, sur le rapport du Dr Jaccoud, le récompensa, cette fois, en lui attribuant la médaille d'honneur des épidémies.

Après quatre années passées à Cousance, le Dr Souloumiac partit pour la Saintonge et se fixa à Saint-Agnant (Charente-Inférieure), où il réside actuellement, et où il exercerait encore si, depuis quatre ans, il n'en était empêché par la maladie.

Le Dr Souloumiac est poète à son heure. Il publia, en 1899 : *Une pincée de vers* (1), où se reflètent, à chaque page, les idées à la fois littéraires, patriotiques et religieuses de l'auteur.

Le lecteur me pardonnera de mettre sous ses yeux un sonnet, encore inédit, que le Docteur Souloumiac adressait au général d'Amade, pendant la campagne du Maroc :

LE DRAPEAU

Je l'aime le Drapeau, que jadis mon grand-père
Escortait de Madrid, jusqu'à la Moscowa,
Qu'il étreignait, glacé, sur la Berezina,
Après l'avoir sauvé, par un beau fait de guerre.

Je l'aime, le Drapeau que défendit mon père
Lorsque, sur le Pays, un cyclone passa,
Renversant les cités, roulant chef et soldat,
Dans un noir tourbillon de fer et de misère.

Je l'aime, le Drapeau, car sur chaque couleur
Je puis lire ces mots : France, Devoir, Honneur,
Ecrits avec le sang du frère de ma femme.

Aussi, quand un impie arrogant vient crier :
« La Patrie, à l'égout ! l'Étendard au fumier ! »
Je réponds : Scélérat ! ta doctrine est infâme !

Le Dr Souloumiac se maria deux fois : sa première femme était originaire de Boston (Etats-Unis). Il épousa en secondes

---

(1) Paris, Société d'éditions littéraires, 4, rue Antoine-Dubois, 1899, 1 vol. in-12. — M. le Docteur Souloumiac prépare un second volume de poésies.

noces, à Rochefort, le 9 août 1888, Estelle-Constance Létardif (1), originaire de La Jarrie (Charente-Inférieure). De cette union sont issus deux fils, nés tous deux à Saint-Agnant : Jean, le 5 juin 1891, et Gaston, le 25 mai 1894. L'aîné est actuellement à Bathura (Gambie), au service de la Compagnie française de l'Afrique Occidentale; le second termine ses études classiques.

Nous sommes heureux de saluer ici, après un silence de trente-cinq ans, le savant et dévoué praticien que nous avons connu dans notre jeunesse.

On n'a point encore oublié, à Talmay, les cures remarquables que le Dr Souloumiac a opérées pendant son trop court séjour dans cette commune.

XXXVIII. Le 21 janvier 1878, un nouveau conseil municipal était installé. Plus sage et moins tracassière que la précédente, cette assemblée, par une délibération en date du 16 mars, reconnaissant que l'absence d'un médecin constituait une grande gêne pour les habitants, votait une allocation de 1.200 francs en faveur du praticien qui viendrait s'établir dans la commune (2).

Malgré cette proposition avantageuse, trois ans s'écoulèrent sans qu'aucun candidat se présentât, et ce fut seulement le 13 février 1881, que le traitement de 1.200 francs, voté le 16 mars 1878, fut attribué, sur sa demande au Dr JANNIN, rentré à Talmay. En 1882, ce traitement fut réduit de nouveau à 600 fr. (3).

Le 16 novembre 1884, le Dr Jannin, fatigué de toutes ces tergiversations, présenta au Conseil une requête dans laquelle il exposait en ces termes la situation médicale à Talmay : « Dans les circonstances de malaise où se trouvent les cultivateurs — en somme la majeure partie de la population — le milieu économique du médecin de campagne a complètement changé, les honoraires se paient rarement et difficilement. » Pour remédier à cet état de choses, le Dr Jannin proposait un abonnement pour tous les habitants de Talmay, au moyen d'une allocation de 1.400 fr. qui, ajoutée à celle de 600 fr. portée au budget, formerait un traitement annuel de 2.000 fr., soit, eu égard à la population, une quote-part de 2 fr. par habitant.

Les membres présents du conseil municipal, considérant que les ressources de la commune lui permettaient de faire face à cette dépense, autorisèrent le maire à passer avec le Dr Jannin, et pour une durée de neuf années, un traité dans lequel il devait

(1) Le frère de Mme Souloumiac, Gaston Létardif, lieutenant d'infanterie de marine, mourut glorieusement dans une escarmouche, au col de Donglrieux, le 28 février 1892, à l'âge de vingt-cinq ans. Un fortin de la frontière de Chine porte le nom de Letardif.
(2) Arch. municip. de Talmay, D, 2, n° 10.
(3) Id., ibid. Délibération du 20 février 1882.

s'engager, au moyen de l'allocation susdite, « à donner gratuitement tous les soins médicaux aux habitants de la commune,
visiter tous les malades alités et donner des consultations à
heures fixes, dans son cabinet, les dimanches exceptés, constater
les décès et procéder aux opérations médico-légales. »

C'était un exemple hardi de mutualisme, je devrais dire de
socialisme, qui ne reçut d'ailleurs jamais son exécution : les
conseillers municipaux absents protestèrent contre cette délibération, d'autres présents refusèrent de la signer. Elle resta lettre
morte.

Le Dr Jannin continua de résider à Talmay jusqu'au
18 février 1892, époque à laquelle il se retira d'abord à Voulaines (1), où l'attirait la présence de son beau-frère, le général
Grosjean, puis à Longvic-les-Dijon où il mourut le 16 janvier 1897.
Sa veuve habite actuellement Dijon (1910).

De son mariage avec Charlotte-Apolline Grosjean, le Dr Jannin
n'eut qu'un fils Jules-Léon-Marie-Victor, juge au Tribunal de
Constantine, qui mourut prématurément à Dijon le 28 septembre
1908, à l'âge de cinquante-deux ans, laissant lui-même une veuve
Adèle-Germaine Kircher, et un fils actuellement âgé de vingt-
deux ans.

Le Dr Jannin était membre de l'Académie de l'Enseignement,
première société de pédagogie, fondée en France en 1846, par
B. Lunel. Son diplôme, daté du 18 février 1851, porte la signa-
ture du président honoraire — un Bourguignon — Paillet, de
Plombières.

XXXIX. Une année se passa à la recherche d'un nouveau
médecin. Ce fut seulement le 23 septembre 1892 que la municipalité conclut, avec le Dr Revel, un traité en vertu duquel ce
praticien acceptait de soigner les malades indigents, de constater
les décès et de vacciner les enfants de la commune, moyennant
une allocation annuelle de 1.200 fr. Ce traité devait durer dix ans.

Son exécution, commencée le 21 décembre 1892, jour de
l'arrivée du Dr Revel à Talmay, se termina au bout d'un an, par
la mort prématurée de ce praticien, survenue le 3 janvier 1894.

EDOUARD-PHILIBERT-MARIE REVEL, d'une famille originaire
de Cluses, fils de Eugène-Nicolas-René, docteur en médecine et
de Rosalie de Lamare, était né à Chambéry, le 15 octobre 1827.
Il fit ses études médicales à l'université de Turin et fut reçu
docteur en 1852. Après avoir habité quelque temps Paris, il vint
se fixer dans sa ville natale où il ne tarda pas à réunir une nombreuse clientèle. En 1856 et en 1867, pendant les épidémies de

(1) Voulaines, canton de Recey-sur-Ource, arrondissement de Châtillon-sur-
Seine (Côte-d'Or).

choléra qui ravagèrent la Savoie, Revel opposa au redoutable
fléau les ressources inépuisables de sa science et de sa charité,
vertus maîtresses du médecin, qui lui valurent deux récom-
penses particulières.

Pendant douze ans, Revel exerça la médecine à Cannes. Ce
changement de résidence l'ayant obligé de résigner les fonctions
de médecin de l'Hôtel-Dieu de Chambéry, fonctions qu'il remplissait depuis plusieurs années, le marquis de Ville-de-Tavernay,
alors maire de Chambéry, lui écrivit pour lui exprimer les
regrets de la commission en apprenant son départ, et ses remer-
ciments pour son dévouement envers les pauvres malades. Il
reçut en même temps le titre de médecin honoraire des hospices
de cette ville.

C'est en quittant Cannes que le Dr Revel vint se fixer à
Talmay. Il avait épousé, en 1864, Mlle Sophie-Marie-Madeleine-
Francine de Mouxy, d'une ancienne famille de Savoie. C'était un
ami sûr et un père de famille parfait. Arrivé à Talmay entouré
de cinq enfants, il eut le malheur d'y perdre une fille. Plus tard
l'un de ses fils mourut également pendant qu'il faisait ses études
de médecine. « Toute sa vie, il fut un catholique sincère. La
mort le trouva prêt; il laissa à ses enfants l'exemple d'une vie
sans défaillance que résume un seul mot : le Devoir (1). »

XL. Trois années s'écoulèrent entre la mort du Dr Revel et
l'arrivée de son successeur : LOUIS-ANTOINE-ÉMILE MAITRE. Reçu
docteur en l'Université de Paris, le 10 mai 1897 (2), Louis Maitre,
né à Lisle-sur-le-Doubs, le 6 septembre 1872, avait vingt-cinq
ans, lorsqu'il vint se fixer à Talmay, le 19 juillet 1897.

Un traité du 5 juin précédent, qui devait avoir une durée de
deux ans, fixait les conditions du séjour du Dr Maître à Talmay :
Il devait, moyennant un traitement fixé à 1.200 francs, résider
dans la commune, soigner gratuitement les familles inscrites au
Bureau d'assistance médicale, vacciner les enfants et délivrer
les certificats de décès.

Ce traité fut renouvelé pour six ans, le 10 mars 1899 et pour
une période de même durée, le 21 février 1905.

M. le Dr Maitre exerce actuellement la médecine à Talmay
depuis treize ans, à la satisfaction générale.

De son mariage, contracté à Pontailler-sur-Saône le 1er juillet
1902 avec Mlle Jeanne-Judith Bourgeot, sont nés deux enfants,
un fils, Jacques, né à Talmay le 30 janvier 1904, et une fille,
Anne-Marie, née également à Talmay le 20 décembre 1905.

(1) Extrait d'un article nécrologique anonyme, publié dans la Revue : Aix-les-
Bains thermal et médical, 3e année, n° 5, 1er mai 1894, p. 71.
(2) Ce diplôme fut enregistré au greffe du tribunal civil de Dijon, le 11 août 1897.

LISTE

DES

CHIRURGIENS, OFFICIERS DE SANTÉ

ET

DOCTEURS EN MÉDECINE

ayant exercé à Talmay

I. BARBIER (Jean) 1404
II. THIELLEY (Guillaume) 1521
III. HALLEVIN (Guillaume d')..................... 1581-1582
IV. BOUCHIER (Denis)............................. 1603-1610
V. CRESTIENOT (Edme) 1607-1626
VI. CRESTIENOT (Denis), *l'ancien* 1642-1672
VII. CRESTIENOT (Denis), *le jeune* 1678-1718
VIII. LE JEUNE (Henry)........................... 1656-1680
IX. CRISTIN (Charles) 1660
X. THIBAULT (Jacques) 1675-1685
XI. GIRARD (Augustin)............................ 1681-1709
XII. CRESTIENOT (Didier)......................... 1685-1694
XIII. COFFIN (François).......................... 1688-1689
XIV. LUCOT (François)............................ 1696-1723
XV. CRESTIENOT (Claude).......................... 1704-1750
XVI. CRESTIENOT (Michel) 1735-1741
XVII. LÉCLERC (Pierre)........................... 1746-1782
XVIII. GAILLETON (Louis)......................... 1758-1778
XIX. REGNAULT (Hubert-Maurice) 1779-1780
XX. RUDE (Jean-Baptiste)......................... 1781-1793
XXI. TRANCHANT (André)........................... 1782-1786
XXII. BLANDIN (Jean-Baptiste) 1788-1815
XXIII. MOUCHET (Jean-François) 1794-1795
XXIV. LAGÉ (François) 1795
XXV. BORNIER (Jean-Baptiste) 1815-1827
XXVI. BLANDIN (Germain) 1818-1820

XXVII. Balorant 1820
XXVIII. Démaillet (Jean) 1822-1824
XXIX. Bouchard (François) 1829-1832
XXX. Crissabre (Pierre) 1832-1833
XXXI. Quirot (Victor-Antoine) 1834-1841
XXXII. Magnien (Philibert) 1842-1844
XXXIII. Joliot (Pierre-Jacques) 1844-1849
XXXIV. Bornier (François) 1849-1856
XXXV. Venot (Auguste-Jean, dit Emile) 1858-1859
XXXVI. Jannin (Jules-Nicolas), une première fois ... 1861-1876
XXXVII. Souloumiac (M.-A.-B., dit Emile) 1876-1877
XXXVIII. Jannin (Jules-Nicolas), une seconde fois... 1881-1892
XXXIX. Revel (Edouard-Philibert-Marie) 1892-1894
XL. Maitre (Louis), en exercice 1897

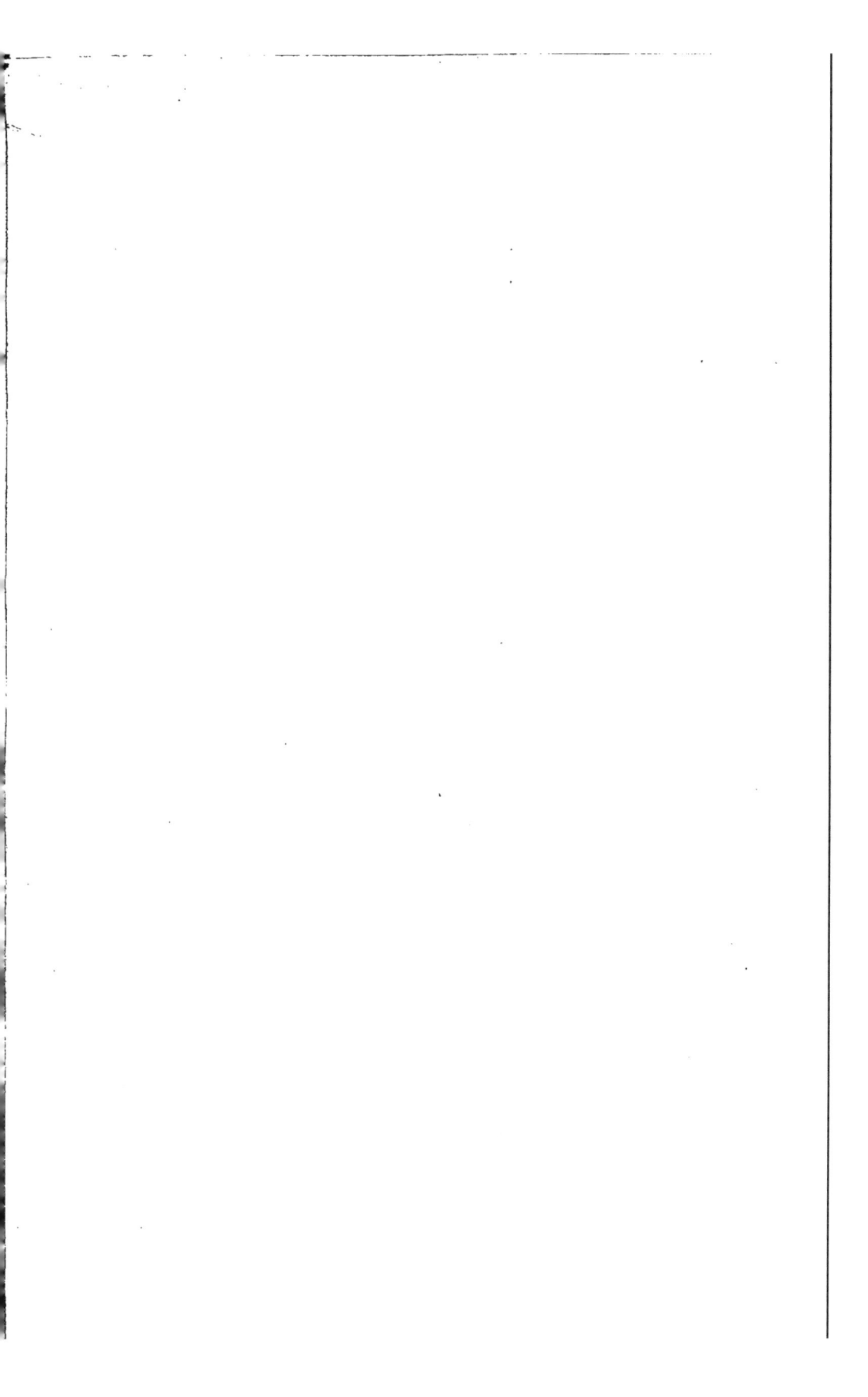

www.ingramcontent.com/pod-product-compliance
Lightning Source LLC
Chambersburg PA
CBHW071416200326
41520CB00014B/3472